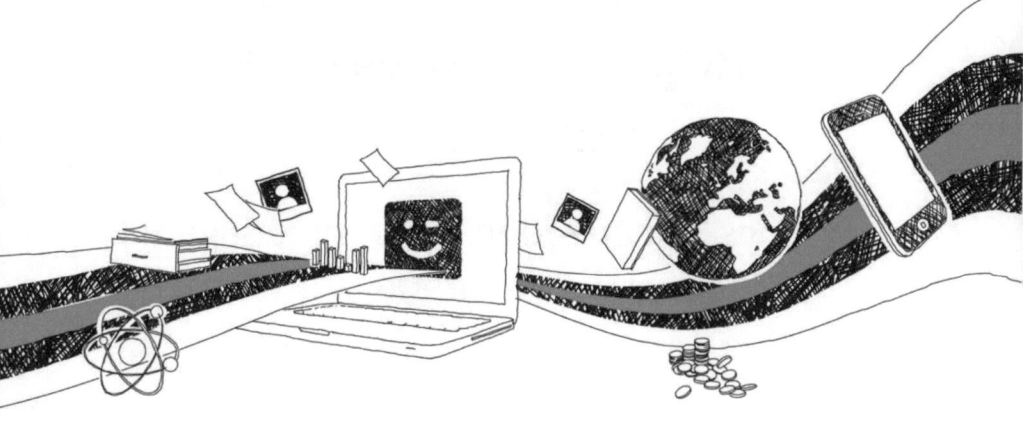
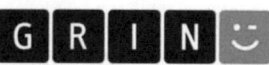

Gesundheitsversorgung. Versorgungsmanagement in Deutschland

Leistungs-, Finanz- und Kundenmanagement, innovative Versorgungsformen

Anna Sobotta

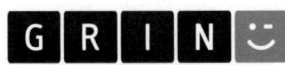

Bibliografische Information der Deutschen Nationalbibliothek:

Die Deutsche Nationalbibliothek verzeichnet diese Publikation in der Deutschen Nationalbibliografie; detaillierte bibliografische Daten sind im Internet über http://dnb.d-nb.de abrufbar.

ISBN: 9783389037058
Dieses Buch ist auch als E-Book erhältlich.

Druck und Bindung: Books on Demand GmbH, Norderstedt Germany
Gedruckt auf säurefreiem Papier aus verantwortungsvollen Quellen

Das vorliegende Werk wurde sorgfältig erarbeitet. Dennoch übernehmen Autoren und Verlag für die Richtigkeit von Angaben, Hinweisen, Links und Ratschlägen sowie eventuelle Druckfehler keine Haftung.

Das Buch bei GRIN: https://www.grin.com/document/1484093

Deutsche Hochschule für
Prävention und Gesundheitsmanagement
Saarbrücken

Hausarbeit

Name, Vorname	Anna, Sobotta
Studiengang	Prävention und Gesundheitsmanagement
Studienmodul	Gesundheitsmanagement III
Datum Präsenzphase (siehe Ergebnisdokumentation)	25.09. -27.09.2023
Aufgabe	Gesundheitsversorgung in Deutschland

Inhaltsverzeichnis

1 Einführung Versorgungsmanagement

1.1 Ziele des Versorgungsmanagement

Im Folgenden sollen die Ziele des Versorgungsmanagements in Deutschland dargestellt werden. Zu den übergeordneten Zielen gehören: Kostensenkung bei gleichzeitiger Verbesserung der Versorgung. Zusätzlich soll das Management der Versorgung optimiert und die Versorgungsleistungen sollen ausgeweitet werden. Hinzu kommt, dass die Grenzen und Barrieren zwischen den einzelnen medizinischen Bereichen aufgelöst werden sollen. Grundsätzlich stehen die Ziele Qualitätsverbesserung und Kostensenkung im Vordergrund (Weathery & Knetsch, 2016, S.11).

1.2 Entwicklungen für eine nachhaltige Gesundheitsversorgung

Nachfolgend werden die relevanten Entwicklungen dargestellt, die für eine nachhaltige Gesundheitsversorgung in Deutschland von Bedeutung sind. Im Vordergrund steht hierbei der demografische Wandel. Die heutige Gesellschaft wird immer älter und lebt länger als früher und somit nimmt auch die Anzahl an Krankheiten zu. Hieraus ergibt sich ein steigender Bedarf an Gesundheits- und Pflegeleistungen sowie damit verbunden steigende Kosten. Eine weitere Entwicklung, welche auch mit der Entstehung des demografischen Wandels verbunden ist, ist der medizinisch-technische Fortschritt. Dieser ist im Wesentlichen dafür verantwortlich, dass die Menschen heutzutage länger leben (Sachverständigenrat zur Begutachtung der Entwicklung im Gesundheitswesen [SVR], 2009). Diese Entwicklungen zeigen die Notwendigkeit auf die bisherigen Versorgungsstrukturen des Gesundheitssystems zu verbessern.

2 Leistungsmanagement und Finanzmanagement

2.1 Satzungsleistungen der Kassen

Im Nachfolgenden werden Argumente für und gegen die Einführung von Satzungsleistungen aus Kassensicht diskutiert. Ein Argument für die Einführung wäre die Anhebung der Kundenzufriedenheit sowie Kundenbindung und Kundenneugewinnung. Durch die Einführung dieser Leistungen kann sich eine Krankenkasse von anderen Kassen im Wettbewerb abheben und somit auch neue Kunden für sich gewinnen. Ein weiteres Argument für die Einführung wäre, dass die jeweilige Kasse sich auf dem Markt als leistungsstark positionieren kann, wenn im Vergleich zu anderen Kassen ein breites Spektrum an Satzungsleistungen angeboten wird. Somit lassen sich Wettbewerbsvorteile generieren.

Ein Argument gegen die Einführung von Satzungsleistungen wäre eine geringe in Anspruchnahme der Leistungen Seitens der Versicherten. Diese Leistungen beanspruchen einen hohen Verwaltungsaufwand, welcher somit als unverhältnismäßig anzusehen wäre. Ein weiteres Argument gegen die Einführung wäre der finanzielle Aspekt. Krankenkassen, welche finanziell nicht so gut aufgestellt sind, könnten die Kosten unterschätzen und somit Verluste verzeichnen (Prognos, 2019, S.25-27).

2.2 Finanzierung von Satzungsleistungen

Nachfolgend wird die Finanzierung von Satzungsleistungen dargestellt und der Unterschied zur Finanzierung der Regelleistungen erläutert. Seit 2012 gibt es eine Gesetzesänderung nach §11 Abs. 6 SGB V, welche besagt, dass die jeweiligen Krankenkassen die Aufwendungen ihrer Satzungsleistungen vollständig aus eigenen Mitteln finanzieren müssen. Demnach lässt sich anführen, dass die Krankenkassen für die Finanzierung ihrer angebotenen Zusatzleistungen eigenverantwortlich sind (Prognos, 2019, S. VIII).

Die Regelleistungen der gesetzlichen Krankenversicherungen werden durch Beiträge finanziert. Der Beitragssatz liegt bei 14,6 Prozent und wird zur Hälfte vom Arbeitgerber und zur anderen Hälfte vom Arbeitnehmer bezahlt. Zusätzlich wird die GKV durch einen jährlichen Bundeszuschuss, welcher aus Steuermitteln besteht, finanziert. Seit 2015 müssen die gesetzlichen Krankenkassen einen einkommensabhängigen Zusatzbeitrag in Höhe von ca. 1,51 Prozent erheben, welcher ebenfalls zur Hälfte vom Arbeitnehmer und zur anderen Hälfte vom Arbeitgeber bezahlt wird (bundesgesundheitsministerium, 2023).

2.3 Zusatzbeitrag als Wettbewerbsinstrument

Im Nachfolgenden wird beschrieben, welchen Effekt die Änderung der Finanzierung des Zusatzbeitrags als Wettbewerbsinstrument hat. Aufrund des im Jahr 2019 in Kraft tretenden Reformwechsels des Zusatzbeitrags müssen nun Arbeitgeber die Hälfte des Beitrags übernehmen (Rieder & Krempel, 2021). Der Durchschnittliche Zusatzbeitrag liegt im Jahr 2023 bei 1,6 Prozent und soll wohl im Jahr 2024 um bis zu 0,2 bis 0,4 Prozent weiter ansteigen. Hieraus erschließt sich die Tatsache, dass der Zusatzbeitrag als wichtigstes Wettbewerbsintrument der gesetzlichen Krankenkassen anzusehen ist. Mitglieder der Krankenkassen haben das Recht zu Kassen mit niederigeren Zusatzbeiträgen zu wechseln, denn die Kassen können einen individuellen Zusatzbeitrag erheben und somit bei niederigen Beitragssätzen attraktiv für neue Kunden wirken (zusatzbeitrag, 2023).

2.4 Morbi-RSA

Im nächsten Abschnitt soll kurz die Funktionsweise des Morbi-RSA erklärt, der derzeitige Morbi-RSA kritisch analysiert und Optionen für eine Weiterentwicklung des Systems diskutiert werden. Morbi-RSA ist die Abkürzung für „morbiditätsorientierter Risikostrukturausgleich". Dieser ist ein Zuweisungssystem des Gesundheitsfonds, nach dem die gesetzlichen Krankenkassen nach bestimmten Merkmalen ihrer Mitglieder ihre Gelder erhalten. Zu den Merkmalen zählen: Geschlecht, Alter und kostenintensive chronische und schwerwiegende Erkrankungen sowie verschieden hohe Versorgungsbedarfe. Kritisch anzusehen ist es jedoch, wenn die jeweiligen Zuweisungen aus dem Gesundheitsfond nicht ausreichen, um alle Kosten decken zu können und die Krankenkassen den kassenindividuellen Zusatzbeitrag erhöhen müssen (bundesgesundheitsministerium, 2023). Zudem zeigte ein 2022 erschienenes Gutachten des Forschungsinstituts für Medizinmanagement sowie des Lehrstuhls für Medizinmanagement der Universität Duisburg-Essen, dass die Ausgaben für Arbeitslose, Pflegebedürftige und Erwerbsminderungsrentner nicht durch die Zuweisungen aus dem Gesundheitsfond abgedeckt werden. Diese vulnerablen Personengruppen sollten zukünftig mehr in den Fokus bei der Verteilung der Gelder aus dem Gesundheitsfond rücken. Wohingegen gesunde und junge Versichertengruppen finanziell bevorzugt werden. Hierbei sollten die Gelder besser und gerechter umverteilt werden (aok, 2022).

3 Kundenmanagement

3.1 Wahltarife

Tabelle 1: Wahltarife (eigene Darstellung)

Wahltarife	Vorteile	Nachteile
Selbstbehalttarif:		
Der Versicherte muss bei einem Krankheitsfall einen Teil der Behandlungskosten selber bezahlen, am Ende des Jahres bekommt dieser dann eine Prämie, welche je nach Höhe der in Anspruch genommenen Leistungen entsprechend ausfällt, werden wenig Leistungen in Anspruch genommen, dann fällt auch die Prämie höher aus (BGM, 2017, S.41) **Zielgruppen:** gesunde Personen; Personen die nicht regelmäßig Medikamente oder Hilfsmittel benötigen sowie Personen, bei denen keine Krankenhausaufenthalte abzusehen sind (aok, 2023)	Versicherte, welche ihre Behandlungskosten im Jahr niedrig halten können, erhalten eine Prämie von bis zu 600 Euro (BGM, 2017, S.41)	Fallen bei Versicherten jedoch hohe Behandlungskosten an, müssen diese in Summe einen höheren Eigenanteil leisten und die Prämie am Ende des Jahres fällt auch dementsprechend aus (aok, 2023)
Kostenerstattungstarif:		
Das Prinzip ist ähnlich wie bei einer privaten Krankenversicherung, der Versicherte erhält vom Arzt eine Rechnung für die erbrachte	Es können Bereiche ausgewählt werden für die Kostenerstattung (stationär, ambulant oder zahnärztli-	Kosten können unerwartet höher ausfallen, Eigenverantwortlichkeit für Bezahlung der Behandlung (BGM, 2018)

medizinische Leistung und begleicht diese direkt, danach muss der Versicherte die Rechnung bei der Krankenkasse einreichen und bekommt seine Kosten zurück erstattet, der Versicherte geht somit in Vorkasse **Zielgruppen:** „Besserverdiener"; freiwillig GKV-Versicherte, welche eventuell in die PKV wechseln möchten und dies zuvor ausprobieren wollen (Schlemann, 2022)	che Leistungen, die Versorgung unterliegt keinen Einschränkungen wie in der Regelleistung und der Anspruch auf Regelleistungen bleibt trotzdem erhalten, höhere Vergütungen in besonderen Kostenerstattungstarifen (BGM, 2018)	
Beitragsrückersattungstarif: Versicherte und ihre mitversicherten Angehörigen erhalten am Ende des Kalenderjahres eine Beitragsrückerstattung, wenn sie keine Krankenkassenleistungen in Anspruch genommen haben (ausgenommen Vorsorgeuntersuchungen) **Zielgruppen:** gesunde Personen und deren Angehörige Mitversicherte (BGM, 2017, S.42)	Beitragsrückersattung bei Nichtinanspruchnahme von Kassenleistungen (BGM, 2017, S.42), kein finanzielles Risiko, da die Behandlungen ohne Selbstbeteiligung erfolgen (check24, 2023)	Keine Beitragsrückersattung, wenn Kassenleistungen in Anspruch genommen werden müssen (BGM, 2017, S.42)

3.2 Ziele und Risiken von Wahltarifen

Im Nachfolgen sollen Ziele und Risiken von Wahltarifen aus Krankenkassensicht dargestellt werden. Die Hauptziele, welche Krankenkassen verfolgen sind Kostensenkung und
Kundenbindung. Zudem sollen durch Wahltarife Anreize für Versicherte geschaffen werden weniger medizinische Leistungen in Anspruch zu nehmen um somit das Ziel der Kostensenkung zu realisieren. Des Weiteren möchten die gesetzlichen Krankenkassen
dadurch attraktiver für Kunden wirken (Pütz, 2004, S. 523).

Auf der Seite der Risiken ist anzumerken, dass die Krankenkassen zunächst die Kalkulationen ihrer Wahltarife bei zuständigen Aufsichtsratbehörden plausibel belegen müssen.
Diese Kalkulationen sind meist unsicher und somit liegt ein finanzielles Risiko für die
Krankenkassen vor. Hinzu kommen hohe interne Aufwendungen für Konzeption der
Wahltarife, für Evaluation und für Mitarbeiterschulungen. Wenn diese Angebote nicht
dementsprechend durch die Versicherten in Anspruch genommen werden, wäre dies unverhältnismäßig (Weber, 2006, S.30-37).

4 Innovative Versorgungsformen

4.1 Kollektiv- und Selektivvertrag

Nachfolgend wird erläutert was unter „innovative Versorgungsformen" verstanden wird
sowie dargestellt, was der Unterschied zwischen Kollektiv- und Selektivvertrag ist.

Innovative Versorgungsformen sollen unterschiedliche moderne Kooperationsformen der
Gesundheitsversorgung darstellen, durch welche einzelne Bereiche der Leistungserbrin-
gung intergriert werden sollen. Dies soll dazu beitragen Fehl-, Über- und Unterversor-
gung zu reduzieren (Amelung et al., 2011, S.142-143).

Aufgrund innovativer Versorgungsformen werden den Krankenkassen und Leistungserbringern Optionen spezieller Gesundheitsversorgungen in Form von Selektivverträgen
angeboten. Die Kollektivverträge in der Regelversorgung zeichnen sich dadurch aus, dass
die verschiedenen Leistungserbringer mit der Kassenärztlichen Vereinigung Verträge abschließen und diese sich dann mit den Krankenkassen abstimmen müssen.

Bei den Selektivverträgen werden die Kassenärztlichen Vereinigungen sozusagen um-
gangen, da die Krankenkassen direkt mit den jeweiligen Leistungserbringern ihre Verträge abschließen (Braun, Güssow, Schumann & Heßbrügge, 2009, S.3).

4.2 Vor- und Nachteile von Selektiv- und Kollektivverträgen

Im nächsten Abschnitt werden die Vor- und Nachteile von Kollektiv- und Selektivverträgen aus Ärzte-, Versicherten- und Krankenkassensicht nach Schichtel (2010) dargestellt.

Tabelle 2: Vor- und Nachteile von Kollektivverträgen

Kollektivverträge	Vorteile	Nachteile
Versichertensicht:	➜ Einheitliche Versorgung, jeder hat den selben Anspruch auf verschiedene medizinische Leistungen ➜ Sicherheit, dass die Leistungen jedem Patienten zustehen	➜ Keine lokalen oder regionalen Differenzierungsmöglichkeiten gegeben
Krankenkassensicht:	➜ Es gibt nur einen einzigen Vertragspartner	➜ Schwer zu führende Verhandlungen mit Monopolisten
Ärztesicht:	➜ Für alle Krankenkassen bestehen die gleichen Verträge	➜ Nur einheitliche Verträge möglich

Der größte Vorteil der Kollektivverträge ist auf Seiten der Versicherten anzusehen, da ihnen dadurch eine adäquate medizinische Versorgung garantiert wird, welche jedem Versicherten gleich zusteht. Der größte Nachteil jedoch besteht für die Krankenkassen, da die Monopolisten die Verhandlungen erschweren können.

Tabelle 3: Vor- und Nachteile von Selektivverträgen

Selektivverträge	Vorteile	Nachteile
Versichertensicht:	➜ Wahlmöglichkeiten zwischen verschiedenen Vertragsangeboten der Krankenkassen	➜ Aufgrund der Vielzahl der Wahlmöglichkeiten, könnten Versicherte schnell den Überblick verlieren und einen für sie ungeeigneten Vertrag abschließen
Krankenkassensicht:	➜ Mehr Gestaltungsfreiräume für Einzelverträge ➜ Passende Leistungserbringer können ausgewählt werden ➜ Kassen können bei regionalen Versorgungsengpässen besser reagieren ➜ Möglichkeit verschiedene Vergütungsformen anzubieten	➜ Organisatorische Überforderung, da diese nun Aufgaben wie Qualitätskontrollen oder Bedarfsplanung übernehmen müssen, welche zuvor die Kassenärztliche Vereinigung übernommen hat
Ärztesicht:	➜ Wahlmöglichkeiten zwischen verschiedenen Vertragsangeboten der Krankenkassen	➜ Aufgrund von Vertragsbrüchen durch die Krankenkassen, kann es dazu kommen, dass die Ärzte möglicherweise nicht vergütet werden können

Auf Seiten der Selektivverträge befindet sich der größte Vorteil bei den Krankenkassen, da diese ihre potenziellen Leistungserbringer selber auswählen und jederzeit flexibel bei lokalen Versorgungsdefiziten einschreiten können. Dementgegen stehen den Krankenkassen jedoch auch große Nachteile gegenüber, da diese zu organisatorischen Überforderung neigen können und eventuell Qualitätsverluste verzeichnen müssen.

4.3 Hausarztzentrierte Versorgung

Nachfolgend wir darauf eingegangen, inwiefern die hausarztzentrierte Versorgung das Finanzmanagement von Krankenkassen beeinflusst. Wissenschaftliche Erkenntnisse zeigen auf, dass eine hausarztzentrierte Versorgung dazu beiträgt Versorgungsprozesse zu verbessern und leichter zu koordinieren. Es können somit Mehrfachuntersuchungen vermieden und unnötige Krankenhauseinweisungen abgebaut werden. Aufgrund dieser Gegebenheiten können die Krankenkassen mit Hilfe der hausarztzentrierten Versorgung Geld einsparen (Schmuck, 2023).

5   Modellierung und Entscheidungsfindung

5.1 Ausgangslage

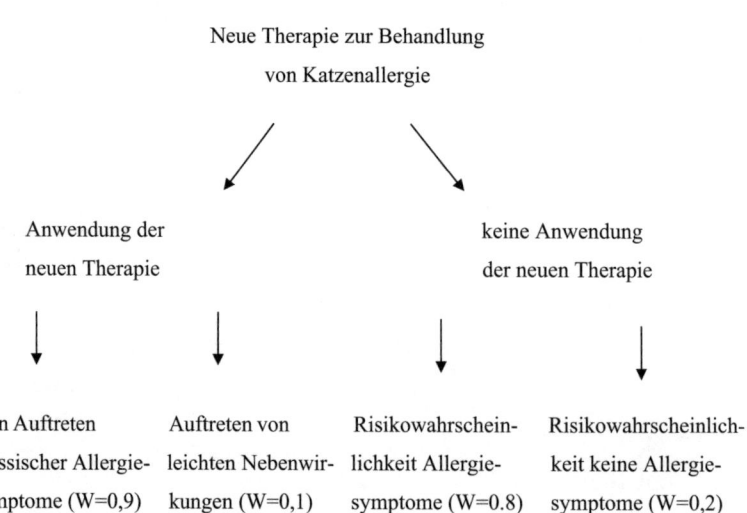

| ↓ | ↓ | ↓ | ↓ |

| Symptomfrei-
heit ohne
Nebenwirkungen | Symptomfreiheit
mit Nebenwir-
kungen | Auftreten von Allergie-
symptomen | kein Auftreten
von Allergie-
symptomen |

| QALYs: 0,8 | 0,7 | 0,6 | 1 |

| Kosten
pro Jahr: 2.500€ | 2.750€ | 3.000 € | 0€ |

Abbildung 1: Entscheidungswege für die Ausgangslage (eigene Dargestellung)

Die nachfolgende Tabelle veranschaulicht die Entscheidungwege der Anwendung der neuen Therapie bei Katzenallergie sowie deren QALYs und Kosten.

Tabelle 4: Entscheidungswege Anwendung der neuen Therapie (eigene Darstellung)

Entschei- dungswege	W	QALYs	EW QALYs	Kosten	EW Kosten
a	0,9	0.8	0,72	2.500€	2.250€
b	0,1	0,7	0,07	2.750€	275€
Anwendung neuer The- rapie			0,79		2.525€

Die darauffolgende Tabelle veranschaulicht die Entscheidungwege der Nichtanwendung der neuen Therapie bei Katzenallergie sowie deren QALYs und Kosten.

Tabelle 5: Entscheidungswege Nichtanwendung neuer Therapie (eigene Darstellung)

Entschei-dungswege	W	QALYs	EW QALYs	Kosten	EW Kosten
a	0,8	0,6	0,48	3.000€	2.400€
b	0,2	1	0,2	/	/
Nichtan-wendung der neuen Therapie			0,68		2.400€

5.2 Kosten-Nutzwert-Relationen

Die Kosten-Nutzen-Relationen werden mit Hilfe der Erwartungswerte der QALYs (EWQ= W x QALYs) und der Erwartungswerte der Kosten (EWK= W x Kosten) berechnet und die Formel hierfür lautet EWK/EWQ. Die nachfolgende Tabelle veranschaulicht die Ergebnisse hierzu.

Tabelle 6: Kosten-Nutzen-Relationen (eigene Darstellung)

Neue Therapie	EWK	EWQ	Kosten-Nutzen-Relation
Anwendung	2.525€	0,79	3.196,20€/Q
Nichtanwendung	2.400€	0,68	3.529,41€/Q

Mit Hilfe der Berechnung konnte festgestellt werden, dass die Anwendung der neuen Therapie kosteneffiktiv erscheint und einer Nichtanwendung somit vorzuziehen ist.

6   Literaturverzeichnis

Amelung, V. E., Eble, S. & Hildebrandt, H. (Hrsg.). (2011). *Innovatives Versorgungsmanagement. Neue Versorgungsformen auf dem Prüfstand* (Schriftenreihe des Bun- desverbandes Managed Care, Bd. 5, 1. Aufl.). Berlin: MWV Medizinisch Wissen- schaftliche Verlagsgesellschaft.

AOK. (2022). *Gutachten zeigt systematische Unterdeckung von vulnerablen Gruppen im Morbi-RSA.* Zugriff am 08.10.2023. Verfügbar unter https://www.aok-bv.de/presse/pressemitteilungen/2022/index_25988.html

AOK. (2023). *Sparen mit dem Wahltarif Selbstbehalt.* Zugriff am 08.10.2023. Verfügbar unter https://www.aok.de/pk/wahltarife/selbstbehalt/

Braun, G., Güssow, J., Schumann, A. & Heßbrügge, G. (Hrsg.). (2009). *Innovative Versorgungsformen im Gesundheitswesen. Konzepte und Praxisbeispiele erfolgreicher Finanzierung und Vergütung*: Deutscher Ärzte-Verlag.

Bundesministerium für Gesundheit. (2017, November). *Ratgeber Krankenversiche- rung. Alles, was Sie zum Thema Krankenversicherung wissen müssen* (15. aktuali- sierte Auflage). Zugriff am 08.10.2023. Verfügbar unter: https://www.bundesgesundheitsministerium.de/fileadmin/Dateien/5_Publikationen/Gesundheit/Broschueren/BMG_Ratgeber_Krankenversicherung.pdf

Bundesministerium für Gesundheit. (2018, 7. Februar). *Wahltarife, Bonusprogramme und Zusatzleistungen.* Zugriff am 08.10.2023. Verfügbar unter: https://www.bundesgesundheitsministerium.de/wahltarife-bonusprogramme-und-zusatzleistungen

Bundesgesundheitsministerium. (2023). *Finanzierungsgrundlagen der gesetzlichen Krankenversicherung.* Zugriff am 08.10.2023. Verfügbar unter https://www.bundesgesundheitsministerium.de/finanzierung-gkv

Bundesgesundheitsministerium. (2023). *Risikostrukturausgleich (RSA).* Zugriff am 08.10.2023. Verfügbar unter https://www.bundesgesundheitsministerium.de/risikostrukturausgleich.html

Check24. (2023). *Gibt es eine Beitragsrückerstattung in der gesetzlichen Krankenversicherung.* Zugriff am 08.10.2023. Verfügbar unter https://www.check24.de/gesetzliche-krankenversicherung/fragen/beitragsrueckerstattung/#:~:text=Der%20Vorteil%20eines%20Wahltarifs%20mit,diese%20ohne%20Einschränkungen%20und%20Selbstbeteiligung.

Prognos AG (2019): Auswirkungen der Satzungsleistungen nach § 11 Absatz 6 SGB V auf den Wettbewerb innerhalb der gesetzlichen Krankenversicherung und zur privaten Krankenversicherung. Zugriff am 08.10.2023. Verfügbar unter https://www.bundesgesundheitsministerium.de/fileadmin/Dateien/5_Publikationen/Gesundheit/Berichte/19-02-04_Prognos_Endbericht.pdf

Pütz, C. (2004). *Krankensparkonten aus Sicht der gesetzichen Krnkenkassen und ihrer Versicherten.* in: Vierteljahreshefte zur Wirtschaftsforschung. Hrsg. vom DIW Berlin. Jg.73.

Rieder, J. & Krempel, A. (2021). *Zusatzbeitrag der Krankenkasse: Durch einen Krankenkassenwechsel kannst du sparen.* Artikel von Finanztip Verbraucherinformation GmbH. Zugriff am: 10.08.2023. Verfügbar unter https://www.finanztip.de/gkv/gkv- zusatzbeitrag/

Sachverständigenrat zur Begutachtung der Entwicklung im Gesundheitswesen. (2009). *Koordination und Integration.* Zugriff am 08.10.2023. Verfügbar unter https://www.svr-gesundheit.de/fileadmin/Gutachten/Sondergutachten_2009/Kurzfassung_2009.pdf

Schichtel, P. (2010). *Kollektivverträge und Selektivverträge in der ambulanten ärztlichen Versorgung.* Zugriff am 08.10.2023. Verfügbar unter https://www.sozialerfortschritt.de/wp-content/uploads/2010/06/Schichtel.pdf

Schlemann. (2022). *Kostenerstattung.* Zugriff am 08.10.2023. Verfügbar unter https://schlemann.com/krankenversicherung/krankenzusatzversicherung/kostenerstattung/#:~:text=Lebenssituationen%20%2F%20Zielgruppen%20für%20Kostenerstattung,-Paare%3A%20Einer%20GKV&text=Kinder%3A%20immer!,Gesundheitszustand%20(ver)sichern".

Schmuck, C. (2023). *Hausärztevertrag.* Zugriff am 08.10.2023. Verfügbar unter https://www.hausaerzteverband.de/themen/hausarztvertraege

Weatherly, J. N. & Knetsch, M. (2016). Definitionen im Versorgungsmanagement. In J. N. Weatherly (Hrsg.), *Versorgungsmanagement in der Praxis des Deutschen Ge- sundheitswesens. Konkrete Projekte, Theoretische Aufarbeitung* (Gesundheit. Poli- tik - Gesellschaft - Wirtschaft, S. 11–17). Wiesbaden: Springer Fachmedien Wies- baden. https://doi.org/10.1007/978-3-658-11731-3_3

Weber, G. (2006) *Die Patientenquittung- Ein neues Marketing-Instrument in der gesetzlichen Krankenversicherung?.* in: Gesundheits- und Sozialpolitik. 60.Jahrgang. Heft 1/2.

Zusatzbeitrag. (2023). *Zusatzbeitrag 2023/2024 Krankekassenbeiträge steigen.* Zugriff am 08.10.2023. Verfügbar unter https://www.zusatzbeitrag.net

7 Abbildungs- und Tabellenverzeichnis

7.1 Abbildungsverzeichnis

7.2 Tabellenverzeichnis